OBSERVATIONS

PRATIQUES

SUR LES

BAINS DE MER,

PAR

AUGUSTE GUILMIN,

MÉDECIN DE L'ÉTABLISSEMENT DES BAINS DE MER DE PORNIC, ANCIEN
CHIRURGIEN DES ARMÉES ET DES HÔPITAUX MILITAIRES, MEMBRE DE
LA SOCIÉTÉ ROYALE ACADÉMIQUE DE NANTES, CORRESPONDANT
DU CONSEIL DE SALUBRITÉ DE LA LOIRE-INFÉRIEURE.

A PORNIC, CHEZ L'AUTEUR.

—

NANTES,

CHARPENTIER PÈRE, FILS ET Cie, ÉDITEURS,

VIS-A-VIS LA BOURSE.

OBSERVATIONS PRATIQUES

SUR LES

BAINS DE MER,

PAR

AUGUSTE GUILMIN,

MÉDECIN DE L'ÉTABLISSEMENT DES BAINS DE MER DE PORNIC, ANCIEN
CHIRURGIEN DES ARMÉES ET DES HÔPITAUX MILITAIRES, MEMBRE DE
LA SOCIÉTÉ ROYALE ACADÉMIQUE DE NANTES, CORRESPONDANT
DU CONSEIL DE SALUBRITÉ DE LA LOIRE-INFÉRIEURE.

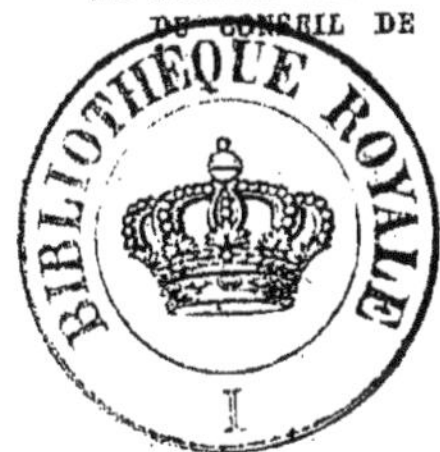

NANTES,

CHARPENTIER PÈRE, FILS ET Cie, ÉDITEURS,

VIS-A-VIS LA BOURSE.

—

1841.

NANTES, IMPRIMERIE DE FOREST.

A Monsieur le Docteur Fouré,

Chevalier de la Légion-d'Honneur, Directeur de l'École de Médecine de
Nantes, Médecin des Épidémies, et Président du Conseil de Salubrité
de la Loire-Inférieure.

Votre amitié a toujours été si indulgente
pour moi, qu'elle m'encourage à vous présenter
plusieurs faits recueillis dans ma pratique médicale;
s'ils méritent votre approbation, je les croirai
de quelque utilité à la science que vous professez
avec tant de distinction.

Veuillez agréer mes hommages respectueux
et l'assurance de ma vive affection.

Votre bien dévoué serviteur et confrère,

A. Guilmin.

OBSERVATIONS PRATIQUES

SUR

LES BAINS DE MER. [1]

C'est dans les différentes théories que brille le luxe thérapeutique ; la pratique seule atteint le but le plus essentiel, le plus médical. En médecine, comme dans toutes les sciences physiques, les systèmes qui ne reposent que sur des conjectures, les systèmes qui ne sont qu'une fausse interprétation des lois de la nature, sont très-nuisibles parce qu'ils conduisent l'homme à substituer à la vérité les rêves de son imagination. L'expérience et le raisonnement doivent se prêter un mutuel appui ; il faut confirmer la théorie par la puissance des faits, de même qu'il faut affermir l'expérience par un raisonnement juste et dégagé de toute hypothèse. J'ai toujours pensé qu'on ne pouvait arriver à quelques lumières nouvelles, que par la voie d'observations faites consciencieusement et avec exactitude. Les bains de mer offrent un vaste

(1) Ces observations font suite aux *Considérations générales sur les Bains de Mer,* du même auteur, et qui ont été insérées dans l'album de **Pornic** et de ses **Bains.**

1

champ à moissonner ; que chaque praticien, à même d'en apprécier les effets, s'empresse d'exposer au grand jour et aux méditations le fruit de ses recherches. Ce concours d'hommes expérimentés contribuera à faire marcher la science et à soulager l'humanité.

Observation première.

Leucorrhée (Fleurs blanches).

Madame de ***, âgée de vingt-huit ans, d'une constitution lymphatique, fut affectée de chlorose à la suite d'une puberté orageuse ; il se déclara un écoulement leucorrhoïque dont la couleur était tantôt blanche et tantôt d'un jaune verdâtre. Des douleurs se faisaient ressentir dans le conduit vaginal et vers l'épigastre, les fonctions digestives étaient troublées, et la nutrition s'opérait difficilement. Cette situation persista plusieurs années. La malade, confiée aux soins de M. le professeur Marjolin, fut soumise à une médication purement hygiénique, son état s'améliora, et à vingt-deux ans, Mme de ***, entièrement rétablie, se maria et devint enceinte dès la première année de son mariage. Aussitôt après l'accouchement, qui nécessita l'application du forceps, le mal reparut avec plus d'intensité. Ni les conseils de M. Marjolin, ni ceux de plusieurs autres médecins de la capitale, ne parvinrent à triompher de cet écoulement abondant. Un voyage aux eaux de Néris n'obtint pas plus de succès. En 1836 la malade fut envoyée aux bains de mer ; à son arrivée, la prostration des forces était extrême, la pâleur semblait cachectique, le pouls était petit et fréquent. Je conseillai quelques jours de repos ; après trois bains tempérés, je permis à la malade de se baigner dans la mer ; elle en témoignait le plus grand désir. Dès le dixième bain, l'écoulement diminua ; de jaune et purulent, il devint blanc, muqueux et moins épais ; enfin, au quarantième bain, il avait entièrement cessé. Mme de *** est revenue à Pornic une seconde fois pour y consolider sa guérison. Quatre-vingts bains de mer froids ont été pris dans l'espace de deux saisons. Quoique sa santé soit actuellement parfaite, elle ne s'écarte point du régime qui lui a été prescrit, et elle fait un fréquent usage de pilules martiales.

J'aurais à citer plus de trente exemples de leucorrhées guéries de la même manière ; cependant j'avoue avoir rencontré plusieurs femmes, chez lesquelles les fleurs blanches ont persisté malgré l'emploi méthodique des bains de mer ; c'est surtout dans les cas où il y avait complication de lésion de l'utérus.

Observation deuxième.

Relâchement de la matrice.

Madame **, d'une constitution éminemment nerveuse, menstruée de très-bonne heure, fut mariée à l'âge de dix-sept ans. Deux accouchements naturels n'amenèrent aucun accident. A vingt-un ans, dans le quatrième mois de sa troisième grossesse, en descendant de voiture, elle fit une chute qui détermina une fausse-couche. Peu de temps après, elle ressentit une sorte de pesanteur et de tiraillement dans la région hypogastrique, des douleurs dans les lombes et une très-grande fatigue à la moindre marche, phénomènes qui n'existaient pas avant l'accident. Le toucher fit reconnaître un relâchement de l'utérus sans tuméfaction. Le médecin ordonna un repos absolu, le coucher sur le dos, les pieds étant plus élevés que la tête. Ce traitement, continué pendant plus de six mois, resta sans effet appréciable. On eut recours aux moyens mécaniques capables de donner à la matrice la faculté de s'élever et de se maintenir à la hauteur naturelle. Une éponge d'abord, puis un pessaire, ne firent que pallier le mal sans le guérir. La malade se décida à entreprendre un voyage à la mer ; lorsqu'elle réclama mes avis, elle était triste, pâle, amaigrie, et d'une irritabilité excessive. Après six bains tièdes, elle s'exposa au choc de la lame. Soixante-dix-huit bains froids furent administrés sans interruption. On leur adjoignit des affusions sur les lombes. Au vingtième bain, le mieux était sensible; je fis ôter le pessaire, et à la fin du traitement, à mon grand étonnement, Mme ** marchait seule et librement. Les douleurs et la gène cessèrent en entier, la gaieté et l'embonpoint reparurent ; j'acquis la conviction qu'il ne restait plus aucune trace de relâchement, et que l'organe était remonté de près de trois centimètres vers la cavité pelvienne.

Depuis Mme ** m'a écrit qu'elle avait eu un autre enfant (en 1839), et que sa santé n'en avait été nullement dérangée.

Je pourrais offrir plusieurs autres faits analogues à celui-ci, ils prouveraient l'utilité des bains de mer dans les déviations latérales, antérieures et postérieures de l'utérus, dans les simples prolapsus de cet organe. Il n'en est pas de même de la chute de la matrice ; l'eau de mer ne parviendrait jamais à la réintégrer dans sa véritable situation, jamais elle ne pourrait remédier à l'extrême laxité des ligaments utérins et à l'énorme distension des tissus. La réduction de la tumeur qu'on soutient ensuite à l'aide d'un pessaire, est l'unique ressource à opposer à cette infirmité plus gênante qu'elle n'est dangereuse.

Observation troisième.

Abaissement du Col de l'Utérus avec engorgement et excoriation.

Madame de ***, d'un tempérament bilioso-sanguin, avait, dès l'époque de la puberté, été sujette à des règles abondantes. L'état du mariage ne fit qu'augmenter cette disposition à la métrorrhagie. Après six années de ménage, c'est-à-dire à l'âge de vingt-sept ans, Mme de *** accoucha heureusement d'un garçon, qu'elle nourrit de son lait pendant dix mois. Par suite, la menstruation devint régulière ; tout annonçait que la gestation et l'allaitement avaient été favorables, lorsque sans cause appréciable (si ce n'est peut-être l'abus répété des bains très-chauds, ou le fréquent exercice à cheval), des douleurs et des élancements se manifestèrent dans les lombes, dans l'hypogastre et à la partie interne des cuisses, une leucorrhée sanguinolente s'ensuivit, et l'émission des urines faisait éprouver un sentiment de châleur brûlante. Pendant plusieurs mois la malade crut que tous ces symptômes étaient l'annonce de pertes semblables à celles dont elle avait déjà été atteinte ; elle négligea de

consulter les gens de l'art ; mais lorsqu'elle vit que
les digestions devenaient laborieuses, que ses forces
diminuaient à vue d'œil, que tous ses traits an-
nonçaient la souffrance, elle se décida à faire ap-
peler M. le docteur Lisfranc, qui reconnut un
prolapsus du col utérin, avec engorgement et excoriation. Entre autres moyens appropriés à la situation de la malade, ce médecin proposa la cau-
térisation, qui fut pratiquée nombre de fois et
suivie d'un prompt soulagement. On indiqua les
bains de mer pour parfaire la guérison. Dans le
moment où Mme de *** me consulta, elle marchait
encore difficilement, la station verticale la fati-
guait, et elle accusait une douleur obtuse dans le
bas-ventre et vers le siége. Je l'engageai à s'habi-
tuer insensiblement à l'eau froide ; mais à peine
eut-elle essayé des bains de mer froids, que
les douleurs augmentèrent ; elles devinrent lancinantes à tel point, qu'au cinquième bain il
n'y avait plus possibilité de les continuer. A l'aide
du spéculum utéri, je pus remarquer qu'il existait encore de la rougeur et quelques légères ulcé-
rations vers le col. Je les attribuai à la longueur
de la route et aux secousses de la voiture. Au
moyen de nouvelles cautérisations, la cicatrisation s'opéra promptement, Mme de*** reprit le
cours de ses bains et cette fois elle les supporta
parfaitement. Soixante-deux bains de mer froids
suffirent pour procurer un entier rétablissement.
Sous leur influence, la marche n'eut plus rien de
pénible et les forces reparurent comme par le
passé. A l'arrivée de la malade, le col était placé
à 27 millimètres au plus de la vulve ; lors du départ, sa distance était de 60 millimètres ; c'est à
peine s'il existait un peu d'abaissement : on ne remarquait ni engorgement ni excoriation.

Depuis deux ans je n'ai pas revu Mme de***, mais des personnes qui la fréquentent, m'ont assuré qu'elle figure dans le monde, de manière à prouver qu'elle n'a conservé que le souvenir de ses maux.

J'ai peu de faits pour appuyer celui qui précède; dans toutes les occasions où les déplacements de l'utérus étaient accompagnés de tuméfaction du col, avec induration et ulcération, je n'ai obtenu que de mauvais résultats des bains de mer. Avant de les prendre, on devra toujours tenter d'obtenir par les caustiques la cicatrisation complète des parties ulcérées.

Le bandage hypogastrique est très-utile dans les déviations de la matrice; par la pression qu'il exerce en sens inverse du plan incliné du haut en bas et de derrière en devant, que forme le bassin osseux de la saillie sacro-vertébrale à la partie supérieure du pubis; il repousse en arrière, en haut et sur les côtés cette masse d'intestins, dont le poids produit, entretient et accroît les descentes, les antéversions et rétroversions de l'utérus. Les malades en portant ce bandage, n'ont plus besoin de garder la position horizontale pendant des mois, des années; elles peuvent se livrer à l'exercice sans en craindre les secousses et sans redouter les chocs intestinaux.

Observation quatrième.

Chlorose (Pâles couleurs).

Mademoiselle F***, quoiqu'âgée de dix-neuf ans, n'avait point encore eu de règles bien établies; elles consistaient dans un léger écoulement de mucosités sanguinolentes qui se déclarait une ou deux fois chaque année. Outre cette dysménorrhée, on remarquait une fièvre lente et irrégulière, le visage bouffi, le teint pâle et tirant sur le jaune, un cercle violet autour des yeux, la respiration était courte, une céphallagie sus-orbitaire, de la somnolence, du dégoût pour les aliments, une mélancolie habituelle, une constipation souvent opiniâtre, des palpitations au moindre exercice, enfin tous les caractères de la chlorose semblaient réunis chez cette jeune personne. M. le docteur Laennec, de Nantes, avait essayé successivement les amers, les toniques et divers emmenagogues; plusieurs applications de sangsues à la vulve, les promenades à cheval et en voiture; rien n'avait pu donner un libre cours aux menstrues. Cet état persistait depuis deux ans : le séjour au bord de la mer fut jugé nécessaire. La malade arriva à Pornic en juillet 1834; sa situation était telle, qu'elle causait les plus grandes inquiétudes à sa famille. Appelé pour donner mes soins, j'ajoutai aux prescriptions de mon confrère, les longues promenades en bateau, l'eau de la source et les bains de mer. On commença par une petite quantité d'eau minérale, et un bain tous les deux jours, puis on augmenta au fur et à mesure du développement des forces. A peine un mois était écoulé, que déjà Mlle F*** avait recouvré l'appétit, que sans être fatiguée elle pouvait se promener fort loin. La peau avait repris sa couleur et sa consistance naturelles, toutes les fonctions s'exerçaient librement; à l'air triste avait succédé un aimable enjouement; Mlle F*** recherchait les plaisirs de la société; elle assistait aux réunions et à toutes les soirées dansantes. Enfin le rétablissement fut complet, la menstruation se déclara à des époques fixes. Cinquante-quatre bains

de mer, dont six tempérés, et les eaux minérales
pendant deux mois, ont suffi pour opérer cette
cure.

J'ai rencontré dans ma pratique tant de jeunes
personnes chlorotiques, j'ai obtenu de si bons effets des bains de mer, unis aux eaux minérales fer-
rugineuses, que je ne crains pas d'assurer que sur
quinze cas de chlorose et d'aménorrhée, dix au
moins dans l'espace d'une saison seront guéris
par cette seule médication.

Elle régularise la circulation et procure une
sanguification nouvelle, en ranimant la vie lan-
guissante chez de jeunes êtres si dignes de notre
sollicitude.

Observation cinquième.

Scrofules (humeurs froides).

Joseph S***, lymphatique, âgé de seize ans, ha-
bite une commune basse et humide près des bords
de la Loire. Depuis cinq années il était atteint
d'engorgements durs et indolents des glandes cer-
vicales. Plusieurs de ces tumeurs s'abcédèrent et
offrirent des trajets fistuleux, par où s'échappait une
quantité énorme de pus. Son père, fermier aisé,
s'imposa tous les sacrifices pour obtenir la guérison de son fils. Les moyens pharmaceutiques les
plus renommés furent mis en usage ; le mal au lieu
de diminuer augmentait de jour en jour. Un médecin d'Angers parla de l'utilité des bains de mer ;
aussitôt le voyage fut décidé. En examinant ce
jeune homme, j'aperçus un engorgement chronique de tous les ganglions lymphatiques du cou ;

il s'étendait du menton aux apophyses mastoïdes.
Différentes ouvertures paraissaient se communiquer tant elles étaient rapprochées les unes des autres. La peau offrait un aspect luisant et d'un rouge violet. Toutes les plaies fournissaient une suppuration abondante d'un blanc mat ; lorsqu'une d'elle se cicatrisait, c'était pour faire place à une nouvelle tumeur qui finissait aussi par s'ulcérer. J'ordonnai un bain froid de vingt minutes matin et soir, à l'intérieur un litre d'eau de mer trois fois par semaine ; je fis panser les plaies avec la pommade iodurée. Après quarante jours, les tumeurs se ramollirent et diminuèrent de volume, le pus qui s'en échappait devint moins abondant ; le malade passa deux mois et demi à Pornic, pendant lesquels il prit quatre-vingt-dix-huit bains et trente litres d'eau de mer. A son départ on n'appercevait plus que des cicatrices irrégulières, sans douleur, sans tuméfaction. L'année suivante, en 1839, le père m'écrivit que son fils se portait bien, qu'il conservait toujours un exutoire que je lui avais placé au bras, que le mal ne reparaissait pas, mais que par mesure de précaution dans la crainte d'une rechute, il allait prendre de nouveaux bains de mer chez un de ses parents aux Sables-d'Olonne.

D'après les remarques que j'ai faites, toutes les affections scrofuleuses peuvent être modifiées heureusement par l'action de l'eau de mer ; ou elles seront guéries, ou elles subiront une amélioration notable. Ce n'est point ici de l'empirisme, ni une aveugle routine que j'expose, c'est une médecine expérimentale. L'eau de mer est un des fondants les plus énergiques de la lymphe. Administrée à l'intérieur et à l'extérieur, elle a la propriété d'attaquer directement et spécifiquement la cause

scrofuleuse. Nul remède ne peut hâter et consolider davantage la puberté que les bains de mer, et
il est prouvé que c'est souvent à cette époque que
les maladies lymphatiques sont arrêtées ou atté-
nuées.

Observation sixième.

Carie scrofuleuse.

En 1832, M. ***, à peine âgé de vingt ans, et
offrant tous les signes de la diathèse scrofuleuse,
vint me prier de lui dire franchement ce que je
pensais de sa position, et si je croyais qu'un long
séjour aux eaux de Pornic pût suffire à son rétablissement. Il portait au tiers supérieur de la jambe
droite deux tumeurs indurées et présentant plusieurs petits trous, d'où sortait une matière icho-
reuse. Je sondai les ouvertures, elles avaient plus
de dix-huit millimètres de profondeur ; l'une d'elles
pénétrait dans la substance du tibia, et avait déterminé la carie de cet os. A diverses questions que
je posai, le malade me répondit que depuis son
enfance il était sujet à des engorgements des
glandes maxillaires et sous-occipitales, que souvent il se trouvait incommodé par des ophtalmies
et des flux d'oreilles, que la plaie de sa jambe pro-
venait d'une chute sur une barre de fer ; il m'a-
voua aussi que sa mère était morte fort jeune
d'une phthisie pulmonaire. Ne voyant ni toux, ni
fièvre, ni oppression, aucune contre-indication
des bains de mer, je lui donnai l'assurance qu'il
était dans des conditions favorables pour essayer
quelques immersions.

Effectivement après un séjour de deux mois à Pornic, cinquante-deux bains froids, des lotions et une certaine quantité d'eau de mer intérieurement, sa jambe ne laissait apercevoir aucune difformité, les trajets fistuleux étaient fermés, plus de chairs flasques, plus de pâleur de visage, tout annonçait une cure radicale.

Cette observation confirme ce que j'ai dit plus haut, c'est que dans toutes les altérations de la lymphe, même celles qui sont le résultat de l'hérédité, on peut espérer détruire le mal ou le pallier à l'aide des bains de mer.

Observation septième.

Menstruation irrégulière, Ménorrhagie.

M. le docteur Hutin m'adressa en 1839 une jeune dame de vingt-sept ans, assez fortement constituée, mais qui, à la suite d'une double parturition très-pénible, éprouva un dérangement notable dans la menstruation. Les règles cessaient de paraître pendant deux ou trois mois, puis elles coulaient avec une abondance excessive. La malade ressentait une tension et un gonflement dans les hypocondres, une pesanteur dans l'hypogastre et vers les lombés, les extrémités pelviennes restaient toujours froides. Le repos absolu, des saignées révulsives, des dérivatifs à la peau formaient le traitement ordinaire. Lorsque je fus consulté, la figure était pâle, étiolée, et annonçait une anxiété extrême. Le rapprochement des périodes ne laissait pas quinze jours de distance. Du reste peu ou point de douleurs, aucun engorgement ou déformation de la matrice. Cette dame débuta par prendre des bains froids de courte durée, elle exposait le ventre et les reins à la percussion de la lame. L'effet de la réfrigération et l'action tonique de l'eau de mer diminuèrent promptement l'écoulement sanguin ; le lombago cessa, les règles ne parurent que tous les mois et dans la proportion voulue, les autres épiphénomènes se dissipèrent. La malade enchantée du succès inespéré qu'elle avait obtenu de quarante bains, partit en me donnant l'assurance qu'elle reviendrait l'année suivante payer un tribut de reconnaissance à l'élément qui lui avait été si favorable. Une grossesse imprévue a mis obstacle à l'exécution de ce projet, mais elle m'a donné la certitude d'une entière guérison.

En maintes circonstances j'ai rencontré dans ma pratique des faits analogues à celui-là. Les bains de mer ont toujours triomphé des ménorrhagies passives, lorsqu'il ne se présentait aucune lésion des organes génitaux. C'est ainsi que j'ai vu des femmes tourmentées par des hémorrhagies utérines irrégulières, au moment de leur retour d'âge, se trouver très-bien de la médication des bains de mer froids.

Observation huitième

Hémorroïdes.

M. de M***, âgé de 50 ans environ, d'un tempérament sec et bilieux, occupé de travaux sédentaires qui le contraignent à rester assis une partie du jour, vint passer les vacances de 1836 à Pornic.

Sa marche était gênée, ses traits décelaient la souffrance et lorsqu'il réclama une consultation, je crus qu'il s'agissait d'une hernie irréductible. Mon erreur ne fut pas longue; M. de M*** me parla d'une tumeur qu'il portait à la marge de l'anus et qui dans certains moments le faisait souffrir horriblement, malgré l'application de sangsues et l'abstinence de tout régime échauffant. L'examen de la tumeur me fit reconnaître un paquet hémorroïdal non ulcéré. Il déterminait une constipation accompagnée de ballonnement du ventre et de flatuosités intestinales, mais sans fièvre et sans chaleur à la peau. J'indiquai les bains de mer froids; vingt ont suffi pour rendre le ventre libre, faire cesser l'état fluxionnaire, et dissiper l'engorgement des veines hémorroïdales. M. de M*** revient chaque année à Pornic pour y prendre le même nombre de bains. Les vaisseaux hémorroïdaux fluent encore quelque fois, mais il n'y a plus de douleur ni de tumeur extérieure.

Depuis cette observation, j'ai conseillé le même moyen à plusieurs autres personnes se plaignant d'une pareille incommodité, elles ont toutes obtenu des résultats satisfaisants. Pour ce genre de flux de sang, le docteur Montègre préconise les bains de mer froids comme remède infaillible. Je ferai cette remarque que dans les occasions où les hémorroïdes sont périodiques et habituelles, chez les individus pléthoriques ou sujets à la dypsnée, leur existence est nécessaire au maintien de la santé. La suppression de l'écoulement pourrait entraîner quelque danger : mieux vaut alors pallier le mal à l'aide d'une nourriture purement végétale et se priver d'aliments excitants et de liqueurs alcooliques.

Observation neuvième.

Chorée (Danse de Saint-Guy).

Madame B*** vint à Pornic en 1833 pour tenter d'améliorer l'affreuse position de sa fille, jeune personne de douze ans qui depuis plusieurs années était atteinte de mouvements convulsifs irréguliers du corps, de la tête et des membres. Elle se plaignait d'une faiblesse dans la jambe droite qu'elle traînait après elle et qu'elle faisait mouvoir alternativement en avant et en arrière. La marche s'exécutait par sauts et les pieds portés de côté et d'autre décrivaient les postures les plus singulières. Les convulsions du bras du même côté étaient à peu près les mêmes que celles de la jambe. On remarquait des mouvements de pronation et de supination involontaires; les contorsions de la main obligeaient la malade à la mouvoir sans cesse, malgré ses efforts pour la fixer. Enfin des grimaces continuelles résultant de la torsion des muscles de la face rendaient encore le tableau plus affligeant. Cette malheureuse enfant avait hérité de la constitution éminemment nerveuse de sa mère. Le médecin qui la soignait opposait en vain tous les traitements les plus rationnels ; quoiqu'il n'eût pas une entière confiance dans les bains de mer, nonobstant son scepticisme, il crut devoir les approuver, plutôt par déférence pour la maman, que par la conviction du succès. Mme B*** dont l'affliction égalait la tendresse, ne négligea aucun des avis que je lui donnai, elle ne dépassa jamais la limite de la durée des bains froids et des affusions. Son séjour parmi nous fut de trois mois, et lorsqu'elle quitta Pornic, la jeune malade ne ressentait plus

que de la faiblesse dans les membres, les convulsions et les gestes bizarres avaient cessé. On entreprit le même voyage l'année suivante, il a conso-
lidé la guérison. Cent huit bains de 5 à 6 minutes
furent administrés pendant les deux saisons, on
interrompit plusieurs fois le traitement suivant
les indications qui se présentèrent. Trois ans après
j'appris que l'époque de la nubilité avait été le
signal d'une santé florissante.

Pour de pareilles névroses de la locomotion, je
n'ai qu'un seul fait de réussite complète à pouvoir
ajouter au précédent. Dans deux autres occur-
rences les bains de mer n'ont eu aucune valeur
médicale, du moins pendant le temps que les
petits malades ont demeuré à Pornic ; il est vrai
d'ajouter que je n'en ai plus entendu parler, et
qu'on ne doit pas perdre tout espoir de rétablissement, si pendant la durée des bains on n'obtient
pas un mieux sensible. Il est de notoriété que de
retour chez soi on peut deux ou trois mois après
en éprouver l'heureuse influence.

Chaque occasion où le médecin rencontrera
une chorée rebelle qui coïncidera avec le temps
de la puberté, s'il indique les bains de mer comme
un agent thérapeutique énergique et spécial, il
aura droit à revendiquer sa part du succès.

Observation dixième.

Mélancolie.

Madame de V***, âgée de vingt-deux ans, d'un
tempérament bilieux perdit, après trois ans de

mariage, un époux qu'elle affectionnait tendrement. Elle se trouvait dans un moment d'évacuations périodiques, lorsqu'elle apprit cette mort imprévue ; les règles se supprimèrent, le système nerveux fut tellement excité qu'il survint des convulsions violentes qui firent craindre pour ses jours. Ces accidents augmentèrent de fréquence et furent suivis d'une mélancolie des plus noires. Dans ce triste état la malade se refusait à la fréquentation du monde, elle ne se plaisait que dans la solitude, rêvant aux spectres et aux tombeaux : ces idées lugubres la poursuivaient sans cesse ; quelquefois elle restait plusieurs jours sans vouloir prendre de nourriture et sans parler à personne. L'ensemble de ces symptômes persista plus de trois années. Le médecin de la maison dirigea tous ses efforts pour rappeler l'écoulement mensuel, et lorsqu'il y fut parvenu, il employa divers antispasmodiques qui atténuèrent la gravité des convulsions. Elles avaient lieu trois à quatre fois la semaine, ce qui décida Mme de V*** à se rendre aux bains de mer dont on lui vantait les effets.

Sa sœur l'accompagna et me donna les renseignements les plus précis. Je ne vis d'autre indication à remplir que de régulariser les fonctions nerveuses. Des affusions sur la tête et une saison de trente bains froids, ramenèrent un calme parfait. Cette simple médication fit disparaître la morosité, les forces musculaires se développèrent successivement, Mme de V*** ne parlait plus de sa maladie que comme d'un événement passé, il n'en restait aucune trace.

Je pourrais ajouter d'autres exemples en rapport avec cette observation ; ils feraient connaître que toutes les fois que le trouble du système nerveux a pour cause une affection morale, on doit attendre un changement favorable des bains de mer.

Observation onzième.

Hystérie.

La femme de chambre de Mme de S*** n'eut ses règles que fort tard ; à l'âge de dix-neuf ans, elles fluaient peu et déterminaient à leur apparition des douleurs hystéralgiques. A vingt-deux ans, cette fille douée d'une grande excitabilité nerveuse, était sur le point de contracter un mariage d'inclination : son amour fut contrarié. Peu de jours après elle ressentit un tiraillement dans tous les membres, une constriction vers la gorge, un sentiment spasmodique vers l'appareil génital et la présence d'une boule qui semblait partir de l'hypogastre et remonter jusque vers l'estomac. De pareils accès se renouvellaient à la moindre contrariété et lors de l'approche des menstrues. A l'époque où la malade demanda mes conseils, elle entrait dans sa vingt-huitième année. L'affection hystérique avait fait de grands progrès ; ainsi, indépendamment des signes précités, à chaque accès il survenait un état de lipothymie avec perte de l'entendement, un gonflement du cou et de la face, accompagné de palpitations et de menace de suffocation. Je fus témoin d'une crise effrayante ; craignant une congestion cérébrale, il me parut urgent de pratiquer une forte saignée au pied. Je ne permis à la malade d'user des bains qu'avec la plus grande réserve et seulement après la cessation totale des accidents. Les avantages qu'elle a retirés de quarante-six bains de mer froids, consistent dans une menstruation régulière et plus abondante, dans l'éloignement des accès dont la force et la durée ont été singulièrement modifiées.

Les névroses des nerfs ganglionaires revêtent des formes assez variées, mais, sous telle dénomination qu'on les connaisse, elles trouveront une ressource dans la thérapeutique des bains de mer, lorsqu'il s'agira de détruire l'atonie de l'élément nerveux, de porter une égale distribution de sang dans toutes les parties du corps et de calmer les phénomènes sympathiques des viscères soumis à l'empire des sensations diverses de l'utérus. L'action sédative du froid sur les centres nerveux, s'apprécie aisément par les corrélations établies entre l'appareil périphérique et l'appareil central.

Observation Douzième.

Hypocondrie.

M. J***, âgé de quarante-quatre ans, homme d'une vaste érudition et adonné aux études sérieuses, éprouvait tous les maux qu'occasionne une susceptibilité nerveuse trop prononcée. Appelé près de lui pour une affection qui, disait-il, devait dans un bref délai terminer son existence, je le trouvai se plaignant d'un sentiment de gêne et de gonflement vers les hypocondres, de flatuosités incommodes, d'inappétence et de constipation difficile à vaincre. La bouche était pâteuse, amère, couverte d'un enduit muqueux; enfin tous les organes qui coopèrent à la digestion lui paraissaient dans un désordre irréparable. La terreur, les inquiétudes exagérées auxquelles il était en proie, me firent penser que sa maladie consistait dans une hypocondrie réelle. Mes relations ultérieures et son caractère versatile, confirmèrent mon opinion. J'eus toutes les peines imaginables à le faire entrer dans la mer, l'approche de l'eau lui inspirait une sorte d'effroi. Peu à peu l'habitude triompha de cette répugnance, et le malade avoua que la natation offrait un agrément profitable. Après quarante bains sa santé devint bonne et il se plaisait à redire que jamais remède n'avait agi plus puissamment sur son *pauvre individu* : notez bien qu'il était dans l'usage de faire l'essai de toutes les recettes pharmaceutiques livrées à la publicité par des placards-monstres ou d'officieuses-gazettes.

M. J*** a fait plusieurs voyages à Pornic ; à son arrivée, il me racontait les mille misères qui le tourmentaient ; mais à l'instant du départ, l'équilibre était rétabli et son visage annonçait un air de contentement.

J'ai causé avec un grand nombre de gens affectés d'hypocondrie ; je les ai vus tous se féliciter de leur séjour à Pornic, et laisser derrière eux leurs illusions fantatisques.

Il est indubitable que l'éloignement des affaires, l'oubli des soins domestiques, la distraction, le voyage, le changement de vie, de nourriture et de climat, les promenades, l'aspect d'une petite ville riante où l'atmosphère est pure et énergique, contribuent avec l'action des bains de mer froids à améliorer le sort des hypocondriaques.

Observation treizième.

Hémiplégie.

Monsieur de la H***, au moment de la révolution de 1830, occupait un des principaux emplois de l'ordre judiciaire ; ses opinions tranchées lui valurent une destitution. Il en ressentit un chagrin profond qui fut suivi d'une hémorragie dans le ventricule droit du cerveau. M. le docteur Bertin mit en usage un traitement antiphlogistique très-actif ; malgré la promptitude des secours, la paralysie s'en suivit. Voici l'état dans lequel se trouvait cet ancien magistrat lorsqu'on le soumit à mon observation. Tout le côté gauche était froid, insensible et atrophié ; la paupière supérieure restait tombée et immobile ; l'œil gauche n'exerçait plus de fonctions. Les muscles, restés actifs, attiraient vers eux la langue et la commissure des lèvres. L'articulation des mots, la déglutition et la locomotion s'exécutaient difficilement. A cette époque (juillet 1831), M. de la H*** atteignait sa cinquante-neuvième année, l'hémiplégie s'était déclarée depuis six mois. Je n'avais point encore d'appareil de douches à ma disposition, je ne pus ordonner que des bains avec affusions. Le malade en prit quinze tempérés et trente froids ; il y eut bien un peu de réaction ; la circulation se ranima, la marche devint plus droite et plus facile, le bras exécuta des mouvements d'abduction et d'adduction, le moral reçut proportionnellement une impression aussi favorable ; mais cet heureux changement ne fut pas de longue durée. M. Bertin m'écrivit l'année suivante que les deux hémisphères du cerveau avaient fini par être attaqués que la mort s'en était suivie.

Je pose en principe que les bains de mer resteront souvent sans efficacité contre les hémiplégies qui dépendent d'une altération pathologique de l'encéphale. L'on sait quel danger offrent les maladies de cet organe, surtout chez les vieillards.

Observation quatorzième.

Paraplégie.

Monsieur le chevalier B. de G*** en descendant précipitamment un escalier, tomba sur le milieu de la colonne vertébrale. Bien qu'il ressentît à l'instant même une douleur des plus vives, il abandonna à la nature le soin de guérir cet accident ; mais elle fut loin d'être médicatrice, une lésion de la moëlle épinière suivit cette incurie.

Quelques mois après, le malade se plaignit de lassitude dans les régions lombaire et dorsale, il marchait avec peine et par fois ses jambes fléchissaient au point d'occasionner une chute sur les genoux. Des sangsues, des douches aux eaux du Mont-d'Or, le moxa même furent tour à tour employés. Ces topiques procurèrent peu de soulagement.

Le chevalier B. de G***, très-répandu dans la société, ne pouvait se résoudre à s'abstenir des jouissances du grand monde ; quoiqu'âgé de cinquante ans, les bals, les fêtes, les dîners d'apparat avaient trop d'attrait pour lui et l'emportaient sur le soin de sa santé ; il ne voulait s'imposer aucune privation. Sur la recommandation de M. le docteur Marjollin, il se décida à se rendre à Pornic, qu'il fréquenta pendant cinq années consécutives. A

chaque saison il prenait trente bains de mer
froids avec autant d'affusions sur les lombes.
La modification la plus sensible qu'il obtenait de
ce traitement, se résumait dans l'amélioration de
la fonction innervatrice du rachis. Paris lui faisait
perdre tout le fruit de son voyage à la mer. La dernière année qu'il vint à l'établissement, sa maladie
avait revêtu un caractère plus grave ; les organes
de la génération et ceux des voies urinaires, par-
ticipaient de l'inertie des muscles sacro-lombaires
et de ceux des membres inférieurs.

Une chose à remarquer, c'est que pendant la durée des trente bains, contrairement aux saisons
précédentes, les douleurs et la difficulté de marcher augmentèrent successivement. De retour
dans la capitale, le malade termina son existence
en proie au marasme et après sept ans de souffrances.

J'avoue que les écarts du régime ont pu nuire
au rétablissement de M. G***, mais dans deux autres
circonstances où les malades (vieillards il est vrai)
ne commirent ni excès ni imprudence, les bains
de mer n'ont pas été plus profitables ; ils n'ont agi
que comme palliatifs, en procurant à la moëlle épinière un retour passager de la sensibilité nerveuse
qui, depuis longtemps, était à peu près éteinte.

Observation quinzième.

Dartres pustuleuses.

Mademoiselle de*** portait au front, dans le
cuir chevelu et sur le thorax, une éruption de
pustules rapprochées qui fournissaient une sup-

puration fétide. Ces pustules se desséchaient, tom-
baient en écailles jaunes et étaient remplacées par
des taches rougeâtres. Le tissu cutané se gonflait,
de nouvelles pustules paraissaient et suivaient la
même marche que les autres. Cette jeune personne, âgée de vingt ans, d'une belle complexion,
était dévorée depuis trois ans par ces plaies dar-
treuses, contre lesquelles on avait inutilement di-
rigé l'iode, les sulfures de potasse et de soude, les
eaux de Barèges en bains et en boissons, tous les
anti-herpétiques par excellence avaient échoué.
Un mal d'une telle ténacité semblait incurable, il
faisait le désespoir de la malade et attaquait vive-
ment son moral.

Elle eut l'heureuse idée de consulter un médecin d'Orléans, qui lui donna le conseil de partir
pour les eaux de Pornic. Soumise à mon examen,
je l'engageai à prendre des bains de mer à la température de 26° Réaumur, de les prolonger depuis
une demi-heure jusqu'à une heure. Les premiers
bains furent supportés difficilement; il survint
une excitation fébrile qu'accompagnait le prurit
le plus insupportable. On suspendit le traitement
pendant cinq à six jours; je pratiquai des lotions
de jusquiame sur les plaies ravivées, je les couvris
d'une pommade narcotique dans laquelle entrait
l'extrait de belladone et le calme reparut.

Au trentième bain la desquammation était complète; la peau, devenue unie, n'offrait plus que
quelques taches brunes ressemblant à des éphé-
lides. Quatre-vingts bains d'une heure furent pris
presque sans interruption. Pendant ce long traitement, eu égard à l'état saburral de l'estomac, j'ad-
ministrai de fréquents purgatifs, je fis placer un
exutoire au bras. La combinaison de ces moyens
a concouru à établir un mouvement dérivatif gé-

néral et à procurer une entière guérison, que des
lettres postérieures ont confirmée. Mlle de*** ne
savait quelles expressions employer pour me té-
moigner sa gratitude, je concevais sa joie. Séques-
trée de la société depuis longtemps, elle aura pu
reparaître dans le monde avec tous les avantages
qu'elle doit à un physique charmant et à l'édu-
cation la plus soignée.

Les différentes variétés de dartres, celles squam-
meuses, crustacées, rongeantes, la gale, l'élé-
phantiasis et généralement les affections cutanées,
pour lesquelles on aura tenté vainement les
moyens ordinaires, pourront être combattues avec
succès par les bains de mer chauds.

Toutefois, en un seul mot, on n'aura point à
craindre qu'il survienne une complication fâcheuse,
en déterminant un transport morbide sur les organes de l'intérieur, car leur effet constant, c'est d'ac-
tiver les fonctions de la peau; la répercussion n'a
jamais lieu. J'aurais à exposer plus de cent faits de
cette nature; ils démontreraient jusqu'à l'évidence
l'opportunité d'une pareille méthode. Abstraction
faite de tout intérêt particulier, je suis convaincu
que les bains de mer chauds, dont on peut à volonté élever ou abaisser le degré de température,
valent tous les autres bains minéraux, s'ils ne méritent la préférence.

Observation seizième.

Eczéma (Eruption vésiculeuse).

Monsieur le docteur Vallée, qui connaît par
expérience la puissance médicale de l'eau de mer,

me recommanda Mlle ***, âgée de seize ans, née de parents lymphatiques et très-lymphatique elle-même. Cette jeune personne s'était bien portée juqu'à l'âge de douze ans, époque où l'approche de la puberté fut précédé d'une éruption eczémateuse dans les cheveux et autour des oreilles. La menstruation s'établit, mais, avec cette particularité qu'il y avait des règles tantôt fréquentes et en abondance, tantôt rares et avec un retard de plusieurs mois. Deux années se passèrent dans des alternatives de mieux et de pis. Au printemps de 1838 il se manifesta, sur la vulve et l'anus, une fluxion de même nature que celle des oreilles, avec des démangeaisons irrésistibles. Il s'y fit ensuite des gerçures qui furent l'origine de douleurs atroces à chaque déjection alvine. Cet état de souffrance était d'autant plus cruel, que le système nerveux se trouva bientôt mis en jeu, de manière à simuler une double chorée, et à déterminer sous l'influence de la moindre cause irritante, soit physique, soit morale, des mouvements convulsifs siégeant spécialement dans les muscles de la face. Il serait trop long d'énumérer tous les remèdes externes ou internes qui furent dirigés contre cette érosion de la peau. Les bains sulfureux et alcalins parvinrent à diminuer le prurit et à éloigner les crises soit nerveuses, soit exanthématiques, mais ne détruisirent point l'éruption du voisinage des organes sexuels et du siége. Le docteur Vallée n'imagina rien de mieux pour remédier à l'affection cutanée et à l'extrême susceptibilité nerveuse qui en était la conséquence immédiate, que de conseiller les bains de Pornic. Son attente n'a point été trompée ; la jeune malade est venue deux saisons successives s'immerger dans l'eau de mer froide. Quelques bains tempérés et quatre-vingts bains froids ont enlevé le prurit et cicatrisé toutes les plaies; il ne restait même plus de traces de rougeur. Le tempérament s'est fortifié, les évacuations périodiques ont été depuis très-régulières et les spasmes convulsifs se sont dissipés.

Cette observation est un nouveau témoignage de la valeur de l'eau de mer et de son action principale sur les circulations lymphatique et sanguine, et sur la multitude des effets sympathiques nerveux.

Le cadre de mon travail me force à abréger le développement de mes observations; je vais donc résumer quelques autres faits le plus succinctement possible.

Observation dix-septième.

Cécité.

Quel est l'habitant de Pornic qui n'a pas été témoin de l'état affligeant de mademoiselle R***, au moment de son arrivée dans cette ville ? Une cécité complète, suite de l'inflammation chronique des membranes de l'œil et de l'atonie du nerf optique, venait de couvrir de deuil les plus belles années de l'existence de cette jeune personne, chez laquelle le système lymphatique prédominait visiblement. M. le docteur Tolléné qui lui appartenait par les liens de la parenté et de la plus vive affection, avait recommandé l'usage des bains de mer froids avec l'injonction d'y rester une heure le matin et une heure le soir. Non, de ma vie, je n'ai vu déployer autant de fermeté et de persévérance ; malgré le frisson convulsif et l'innervation qu'il procurait, la malade bravait les souffrances, le danger même, sans proférer une seule plainte. L'espoir de recouvrer le sens le plus exquis soutenait son courage. De quel changement favorable ce traitement ne fut-il pas suivi? Mlle R*** en commençant les bains, était conduite sous le bras de sa mère, elle ne pouvait distinguer les personnes ni apercevoir les mets placés sur la table. Après la saison, qui se composa de quarante bains environ, elle lisait et brodait aisément. Un second voyage à Pornic a achevé la guérison de cette intéressante malade, dont les jours sont actuellement consacrés au service des pauvres.

Observation dix-huitième.

Atonie Musculaire.

Je citerai les effets surprenants obtenus par madame de L**, pendant le temps qu'elle a passé ici. Cette dame, âgée de soixante ans, éprouvait un tel affaiblissement musculaire, notamment aux jambes, qu'elle ne pouvait sortir que portée dans un fauteuil. M. le docteur Vallée, son médecin habituel, conseilla l'atmosphère maritime et les eaux de la mer. Trente et quelques bains tempérés ont déterminé une secousse si énergique vers l'appareil locomoteur, que Mme de L**, à la fin de son traitement, ne craignait pas de se livrer chaque soir à des promenades de plus de quatre kilomètres: cet exercice n'était suivi d'aucune fatigue. Pour rendre cette observation moins incomplète, je dois ajouter que l'atonie du système musculaire n'était liée à aucune lésion de la moëlle de l'épine ou de tout autre organe.

Observation dix-neuvième.

Tumeur Blanche Articulaire.

Monsieur de L'E***, âgé de dix-huit ans, d'un tempérament lymphatico-sanguin, peut prendre place dans la galerie des gens qui ont trouvé dans l'Océan un réparateur de leurs maux. Ce jeune homme portait aux deux genoux une tumeur blanche qui avait détruit la souplesse de l'articulation tibio-fémorale. Depuis dix-huit mois il ne marchait qu'à l'aide de béquilles. Une saison de bains de mer froids a suffi pour détruire les engorgements, fortifier les articulations et permettre de marcher sans appui. La veille de son départ, M. de L'E*** brûla ses béquilles et en fit un feu de joie.

Observation vingtième.

Faiblesse des Cartilages de l'Articulation Caxo-Fémorale droite.

Monsieur de T***, âgé de quarante-deux ans, d'un tempérament bilieux et issu de parents fortement constitués, fut atteint sans cause connue de douleurs violentes à la partie supérieure de la cuisse droite ; elles augmentaient à la moindre course et lorsque le temps venait à changer. Le repos de la nuit faisait cesser cet état de souffrance. Les applications réitérées de sangsues, les émollients continués longtemps, puis quelques vésicatoires volants, avaient apaisé et éloigné la douleur, elle ne se laissait apercevoir que pendant la locomotion ; mais la faiblesse de l'articulation devint telle, qu'elle rendait la station presque impossible.

Ce fut dans cette conjoncture que M. de T***, d'après l'avis de son médecin, partit pour Pornic. Trente bains de 26 à 28 degrés et dix douches descendantes ont fortifié les muscles et les cartilages, à un point que le malade se livrait à de longues promenades à la campagne, sans en éprouver aucune douleur ni aucune lassitude.

Si l'espace me le permettait, je présenterais encore d'autres faits pathologiques aussi dignes d'intérêt, et que les bains de mer ont guéris ou modifiés avantageusement. Le plus grand nombre serait pris dans des cas de développements tardifs chez des enfants aux chairs pâles et molles, dans le rachitisme simple ou compliqué de la courbure de la colonne vertébrale (ostéomalacie), dans des incontinences d'urine, dans la débilité du tube digestif, surtout celle qu'on remarque par suite des évacuations concomitantes du choléra asiatique. Enfin, je parlerais des rhumatismes fibreux chroniques ; des rhumatismes arthritiques pour lesquels j'ai conseillé les bains de mer chauds avec un succès inouï, puisque depuis huit ou dix ans ces affections n'ont point reparu.

Mais à côté de ces souvenirs que je me plais à évoquer, je vais tracer quelques scènes lugubres : puissent-elles imprimer une terreur salutaire !

Observation vingt-et-unième.

Abcès au Foie.

Monsieur S **, ingénieur civil, âgé de quarante-un ans, d'un tempérament sec et bilieux, après des revers de fortune, tomba dans un état de mélancolie atrabilaire. Au moment où je le vis, son corps était amaigri, sa peau présentait une couleur ictérique et une aridité brûlante; il se plaignait de ressentir dans l'hypocondre droit une douleur obtuse continue. En palpant cette région, on reconnaissait facilement que le foie dépassait de beaucoup le rebord des côtes asternales; qu'outre la tuméfaction, il existait une induration manifeste qui annonçait un abcès dans le grand lobe du foie. Le malade, depuis un an, essayait divers traitements; il était ennuyé de toutes les prescriptions pharmaceutiques, et fondait son unique espoir dans les bains de mer froids. Je lui représentai le danger de leur emploi pour une maladie organique comme la sienne. Malgré mes avis, malgré mes remontrances, il persista dans sa volonté; je ne pus le décider à suivre un traitement mieux approprié à sa position. Dix bains aggravèrent tellement son état, qu'il n'eut d'autre parti à prendre que de rejoindre sa famille, cette résolution venait trop tard; déjà les jambes étaient infiltrées et l'on sentait de la fluctuation dans la cavité abdominale. Tout faisait présager une terminaison prompte et funeste.

Effectivement M. S***, de retour chez lui, s'abandonna aux conseils de l'empirisme et mourut six semaines après des suites de l'anasarque.

Observation vingt-deuxième,

Dartre Phlycténoïde.

Monsieur N***, âgé de quarante ans, d'une constitution sanguine, portait depuis longtemps, sur toute l'habitude du corps, une éruption de nature herpétique. Cette phlegmasie cutanée avait été combattue par les antiphlogistiques poussés à l'excès. Les seuls résultats obtenus, se bornaient à l'affaiblissement du malade. Les bains de mer furent indiqués comme dernière ressource. Administrés convenablement ils auraient pu être favorables, mais M. N***, impatient de se débarrasser d'un mal qui faisait le tourment de son existence, crut pouvoir, sans consultation de médecin, se permettre de plonger dans la mer et d'y rester des heures entières. Une répercussion eut lieu, et en sortant de son sixième bain, le malade fut transporté chez lui avec perte de connaissance et suffocation imminente. Les extrémités étaient froides, et le râle muqueux se faisait entendre à une grande distance. Mon confrère le docteur Palvadeau et moi, appelés au même instant, reconnûmes une congestion pulmonaire et cérébrale. Nonobstant la promptitude des secours et la vigueur des moyens, M. N*** succomba en moins d'une demi-heure sans que la réaction pût s'opérer.

Observation vingt-troisième,

Diarrhée Muqueuse.

Madame de la F*** vint à Pornic d'après l'avis

de son médecin pour faire prendre des bains de mer à son fils unique, âgé de deux ans et offrant tous les caractères lymphatiques. Ce jeune enfant était sujet au dévoiement; mais soit à cause des chaleurs de l'été, soit par les fatigues d'un long voyage, la diarrhée augmenta et les matières furent teintes de sang. Mme de la F*** ne s'en inquiéta pas, et dès son arrivée elle plaça chaque jour son petit malade dans un bain froid de vingt minutes. Cette imprudence eut les suites les plus funestes, au cinquième bain le cours de ventre fut supprimé, il se manifesta une inflammation intestinale avec fièvre, oppression et délire; lorsqu'on m'appela pour diriger le traitement, la langue était rouge, sèche et pointue, le ventre météorisé et sensible à la plus légère pression. Le but de mes efforts tendait à rappeler les évacuations alvines supprimées d'une façon si intempestive. Des demi-bains d'eau douce, des boissons adoucissantes, des fomentations, des lavements émollients, plusieurs applications de sangsues et plus tard des révulsifs extérieurs, produisirent un soulagement momentané, mais ils ne purent triompher de la gravité du mal. L'enfant succomba avec tous les symptômes de l'entérité aiguë. Il n'y a qu'une mère qui puisse apprécier l'affreux désespoir de cette malheureuse dame : de combien de larmes n'a-t-elle pas payé son inexpérience !

Observation vingt-quatrième.

Rhumatisme.

Monsieur V***, notaire, d'un tempérament sanguin, pouvant par ses formes extérieures et son extrême gaieté, dissimuler aisément ses cinquante ans, éprouvait à certaines époques , lors des variations brusques de l'atmosphère, un rhumatisme fibreux qui le contraignait à rester plusieurs semaines au lit. Voulant détruire un ennemi avec lequel il n'avait pu jusqu'alors que transiger, en lui opposant des saignées locales et générales; il se rendit à Pornic. là, sans indication médicale, il ne craignit pas d'entrer dans la mer et d'y rester à chaque fois plus d'une demi-heure. Les douleurs ne tardèrent pas à se réveiller, elles devinrent si atroces que je n'ai pas souvenance d'avoir vu jamais autant souf-frir. Les émissions sanguines, les potions et les liniments opiacés parvinrent enfin après plusieurs jours à calmer cette recrudescence. J'engageai M. V*** à rester quelque temps parmi nous et à faire usage de bains chauds; mes efforts pour le retenir furent infructueux ; le notaire, depuis ses quatre bains froids, ressemblait aux hydrophobes, il avait horreur de l'eau , l'aspect de la mer le fai-sait frissonner. A l'instant où il montait en voi-ture, il me serra affectueusement la main, re-garda l'Océan , et dans un langage muet jura, mais un peu tard, qu'il ne s'y baignerait plus.

Observation vingt-cinquième.

Manie.

Monsieur G***, âgé de trente-huit ans offrait une idiosyncrasie telle qu'à la plus légère contra-riété il tombait dans un délire convulsif. La pro-fession d'avocat qu'il exerçait à Paris, l'exposait à des causes incessantes d'exaspération. Il finit par être atteint de manie périodique. Les médecins consultés furent unanimes pour proposer les bains de mer froids et les affusions sur la tête. Je crus aussi à leur opportunité; le contraire arriva; il survint une sur-excitation générale avec délire continu. Le malade courait la nuit dans les campagnes, le jour il se promenait sans habit et sans gilet dans les rues et sur les places publiques, son chapeau était orné de fleurs, d'épis de blé et de feuilles de laurier. Lorsqu'on cherchait à l'arrêter il devenait furieux.

Une médication débilitante fit renaître un peu de calme sans faire cesser l'état de démence.

Le malade fut conduit dans un hospice d'aliénés où il est mort six mois après son entrée.

D'après mes remarques, dans toutes les vésanies chez les sujets phlétoriques, le traitement antiphlogistique devra toujours précéder les bains de mer. C'est la meilleure voie pour obtenir quelques effets salutaires et durables. Contre l'idiotisme soit originaire ou accidentel les bains et les douches restent sans puissance. Jamais la folie ne s'était multipliée autant que de nos jours, les idées exaltées, la soif de l'or, les tourmentes politiques ont fomenté tant de vaines prétentions, tant de projets ambitieux, tant de passions haineuses; tous ces déréglements ont produit une infinité de désordres physiques et moraux. Les maladies mentales comprennent les lésions de la sensibilité et de l'intelligence, elles deviennent d'autant plus graves et d'autant plus fréquentes que les agitations morales sont plus véhémentes. Le médecin ne saurait donc trop étudier le degré des dérangements intellectuels avant de conseiller l'emploi des bains de mer.

Observation vingt-sixième.

Apopléxie.

Un homme d'un âge avancé, réunissant au dehors tous les caractères qui prédisposent à l'apoplexie, s'obstina, pour modifier, disait-il, son tempérament, à vouloir user de bains de mer froids. Ils me paraissaient devoir être nuisibles. J'insistai pour que soir et matin il se contentât de promenades sur la côte, lesquelles, si je puis me servir d'une pareille expression, formeraient un bain d'air salin, dont sa santé s'accommoderait parfaitement. Mes représentations furent inutiles, il persista dans ses idées. Dès le sixième bain, on entrevoyait des signes précurseurs d'une congestion imminente. Heureusement qu'appelé à temps je parvins à en arrêter les progrès. J'écrivis à M. le docteur Palois que je savais avoir des relations avec le malade ; il me répondit : « renvoyez » promptement ce malheureux dans ses foyers, » lors de son passage à Nantes je me suis opposé » à son départ pour Pornic ; il est inconcevable » qu'on puisse envoyer aux bains de mer des gens » qui se trouvent dans de pareilles conditions. » Cet avis était conforme au mien, j'y souscrivis d'autant plus volontiers que ce médecin a fait de nombreux voyages sur mer et qu'outre son savoir médical, il a pour lui l'autorité de l'expérience.

Observation vingt-septième.

Cancer du Sein.

Une dame de Nantes portait au sein droit une glande engorgée de nature cancereuse sans ulcération. Pendant trois années consécutives, elle a persévéré dans l'emploi des bains de mer froids avec l'espoir que cette seule médication suffirait pour dissoudre l'engorgement. Après un essai infructueux de quelques fondants et de nombreuses applications de sangsues, l'induration restant toujours la même et le volume de la tumeur augmentant visiblement, je crus qu'il était de mon devoir d'annoncer à cette dame que l'extirpation de la glande devenait urgente et qu'elle devait s'y soumettre sans retard. M. le docteur Cochard pratiqua l'opération avec succès.

Si les remèdes indiqués ci-dessus eussent été employés pendant les trois années perdues, ils pouvaient éviter à la malade le procédé de l'instrument tranchant.

Observation vingt-huitième.

Sarcocèle.

Un riche négociant anglais, affecté depuis quelques années d'un sarcocèle indolent, entreprit de sa propre impulsion, l'essai des bains de mer froids, qui dans son opinion, devaient être d'un grand secours à sa maladie. L'espèce d'engourdissement dans lequel vivait cette tumeur, fit place à une sensibilité douloureuse suite de l'inflammation locale. M. le docteur Lafond de Nantes fut consulté dans le même temps que moi; nous fîmes cesser de suite les bains de mer, nous prescrivîmes des bains locaux tièdes d'eau douce, des cataplasmes émollients, des sangsues sur le siège du mal et le repos le plus parfait les douleurs se calmèrent, la tumeur reprit la forme et la consistance qu'elle avait précédemment. Depuis je n'ai plus entendu parler de ce malade.

Observation vingt-neuvième.

Cancer de Matrice.

Madame de *** avait toujours joui de la meilleure santé jusqu'à l'âge de quarante-six ans époque de la cessation de ses règles. Sans autre cause évidente, elle se plaignit d'un engorgement au corps de l'utérus avec ulcération superficielle de l'une des lèvres du museau de tanche. Je passe sous silence tous les symptômes rationnels accessoires qui accompagnèrent cette maladie, de même que tous les traitements qu'on varia suivant les circonstances.

Lorsque Mme de *** réclama mes avis pour la première fois, elle était âgée de cinquante-deux ans, je m'aperçus qu'elle se montait facilement l'imagination et que le moral ne réclamait pas moins de soins que le physique. Son teint était livide, il y avait de l'anorexie, perte de sommeil, pouls petit et fréquent, ventre tendu et sensible au plus léger contact. Le toucher me fit reconnaître une tumeur fongueuse dure et inégale de la matrice, avec ulcération, de la muqueuse. Le col était dilaté, épais et de forme arrondie, il donnait passage à une quantité notable de matière purulente, de couleur brune et d'une odeur fétide. J'avais affaire sans aucun doute à un squirrhe utérin dégénéré en véritable cancer. Les douleurs lancinantes dans la région hypogastrique, ajoutant encore à la certitude du diagnostic. C'était en désespoir de cause que le médecin habituel avait songé aux bains de mer ; je m'opposai à leur administration. L'affection organique était rendue à un point qui ne permettait plus que l'usage des palliatifs. Mes conjectures se réalisèrent par suite. La malade ne voulut point se rendre à mon raisonnement, elle prit vingt bains froids, les douleurs devinrent plus violentes, il y eut des envies fréquentes d'uriner et du trouble dans les voies digestives. L'état morbide offrait bien plus de gravité à la fin du traitement qu'au commencement. Enfin Mme de*** rongée par des souffrances atroces, termina quelques mois après sa pénible existence.

Dans tous les carcinômes lorsque le désordre a acquis un tel degré d'intensité, ce serait en vain qu'on se flatterait d'obtenir une amélioration quelconque des bains de mer ; ils ne pourraient procurer la cicatrisation des ulcères, ni stimuler suffisamment la peau pour opérer la moindre résolution dans la tumeur.

Observation trentième.

Bronchite.

Une demoiselle de vingt-deux ans, brune et très-sanguine, sujette à s'enrhumer par des temps humides, éprouvait depuis dix jours des douleurs dans le dos, de la toux, une expectoration écumeuse et un sentiment d'ardeur et de picotement dans les voies aériennes. En venant à Pornic elle n'avait d'autre intention que d'accompagner une de ses amies, jeune personne chlorotique, mais, par imitation elle voulut se procurer le plaisir des bains de mer. Matin et soir elle s'immergeait dans l'eau froide. Au huitième bain la toux et les douleurs de poitrine augmentèrent considérablement, il survint de la fièvre, de l'oppression et des crachats sanguinolents. Par l'usage intempestif des bains de mer une simple bronchite dégénéra en pneumonie. Heureusement que les saignées pratiquées à temps, parvinrent à calmer les accidents inflammatoires et firent cesser le danger imminent de la position de la malade.

Tout ce que je viens de rapporter prouve d'une manière incontestable que les valétudinaires dans les différentes périodes de la vie, ne doivent user des bains de mer qu'avec la plus grande réserve.

Je ne terminerai pas sans offrir mes remercîments aux honorables confrères qui ont compris l'imprudence qu'il y avait de laisser partir des malades pour les eaux ou pour les bains, sans être pourvus d'un écrit sous forme de consultation, indiquant le genre de maladie et les traitements employés. Je citerai plus particulièrement à ma reconnaissance messieurs les docteurs Fouré, Marion de Procé, Priou, Leray, Mauduit, Guénier Vallin et Dubois de Nantes, Ouvrard et Mirault d'Angers, Vallée et Lecouteux du Mans, Brétonneau-Tollené et Moreau de Tours, Bachet de Blois, Satis de Vendôme, Jalon et Vallet d'Orléans.

Ces médecins en m'adressant des exposés pleins de lucidité m'ont mis à même d'apprécier la position de leurs malades et de diriger mes soins plus sûrement et plus efficacement.

FIN.

www.ingramcontent.com/pod-product-compliance
Ingram Content Group UK Ltd.
Pitfield, Milton Keynes, MK11 3LW, UK
UKHW020052100726
13658UKWH00004B/1700